DE

L'IVROGNERIE

ET

DE SES SUITES FATALES,

PAR

M. COURTOIS DU FLÉGARD,

MÉDECIN DE BIENFAISANCE A SAMER.

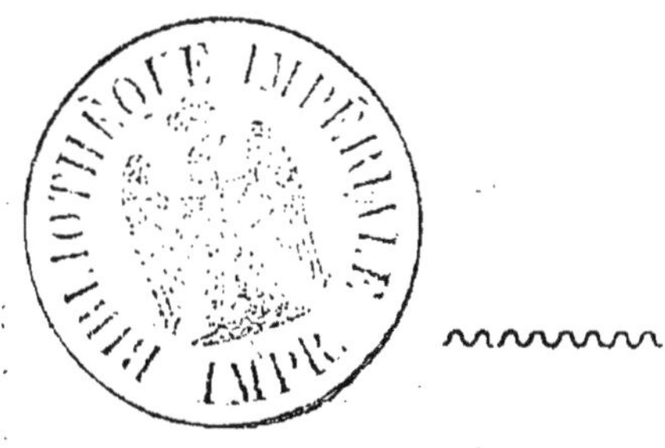

BOULOGNE-SUR-MER.

IMPRIMERIE DE C. LE ROY, GRANDE RUE, 51.

1862.

SIMPLE NOTE

SERVANT DE PRÉFACE.

L'on a souvent disserté sur l'abus des liqueurs alcooliques, et les écrits à ce sujet sont nombreux. Mais ils se trouvent dans des revues, dans des journaux de médecine, de droit et quelquefois de littérature, et ne sont lus que par des amateurs de science ou de belles-lettres. Les médecins ou les moralistes qui s'en sont occupés ont fait imprimer leurs brochures dans la capitale, où nos bons agriculteurs ne vont point chercher des conseils : et quand ce sujet n'est point traité exclusivement, il fait partie d'ouvrages volumineux, que de rares personnes lisent ou étudient.

Il m'a semblé qu'un petit livre spécial, simple, sans prétention, uniquement vrai, rendrait des services, et j'ai écrit ces pages qui n'auront d'autre mérite que celui de présenter réunies et coordonnées les pensées d'hommes éminents.

Le vice dont je m'occupe dans cet opuscule est devenu tellement commun, il fait tant de ravages, que j'ai dû m'attacher surtout à bien faire connaître les dangers qu'il fait courir à l'individu, à la famille, à la société.

Né à la campagne, je l'ai toujours habitée par goût et par devoir, pour offrir mes services et mon dévouement aux agriculteurs et aux ouvriers des champs. Je profite donc, dans l'intérêt bien entendu du maître et du serviteur, de la position que m'a faite la Providence pour répandre dans les villages un livre, qui, je l'espère, fera un peu de bien.

Notre Empereur qui fait revivre en nous le souvenir de Henri IV, et dont la sollicitude est toujours en éveil quand il s'agit de la classe ouvrière ou pauvre, voudrait qu'à toutes les crémaillères fût suspendue la poule au pot. Le plus sûr moyen de réaliser ce vœu si français est de travailler à corriger ces classes des tristes habitudes qui font les trois quarts de leur misère.

M. le comte de Tanlay qui laissera dans notre beau département tant de durables souvenirs inspirés par la reconnaissance, a institué des bureaux de bienfaisance dans toutes les communes pour secourir les pauvres dans la détresse lorsque la maladie vient les étreindre. Dans l'abondance, il n'oublie pas ceux qui souffrent ! Il pense au grabat, à la faim, au froid, aux maladies du pauvre, à toutes les désolations de la chaumière ! Dieu le bénit, car les supplications des malheureux sont toujours écoutées dans le ciel. Tous les médecins ont répondu à son généreux appel ! J'apporte, dans la mesure de mes forces, mon aide à ses patriotiques desseins.

Dans les académies, les réunions de bienfaisance ou les comités hygiéniques, l'on s'occupe de l'amélioration physique ou morale de ces classes intéressantes de la société; mais tout cela est en vain, si des médecins ou des amis de l'humanité *ne cherchent à propager, pour les éclairer, des écrits composés par des personnes dont elles ont l'habitude de suivre les conseils.*

Aujourd'hui, chacun à peu près sait lire à la campagne. Pourquoi ne pas frapper à la porte de la chaumière? Pourquoi ne pas prendre place au foyer domestique et raconter à la famille tout ce qui se dit de mal dans les salons, et ailleurs, sur le petit verre *et le* gloria *pris en trop grande quantité?*

C'est ce que j'ai entrepris, et j'espère que Dieu daignera sourire à ma bonne volonté.

DE

L'IVROGNERIE

ET

DE SES SUITES FATALES.

> La santé est l'unité qui fait valoir tous les zéros de la vie.

CHAPITRE Ier.

Considérations générales sur l'ivrognerie.

Parmi les causes de désordres, de crimes, de morts prématurées qui doivent leur origine à l'état actuel de la société, il en est une tout-à-fait volontaire et qui à elle seule produit autant de maux que toutes les autres. Je veux parler de l'ivrognerie, de ce vice dégradant qui exerce principalement ses ravages sur la classe la plus nombreuse et la plus utile, et dont la répression est d'autant plus difficile qu'il devient une habitude à laquelle on s'abandonne avec volupté et quelquefois même en s'en glorifiant.

N'est-il pas extraordinaire, en effet, que les ivrognes se vantent d'avoir bu outre mesure, comme s'il s'agissait d'un triomphe ? Un sage, prié de se trouver à une partie de buveurs, demanda fort plaisamment le prix, parce qu'il fut ivre le premier de tous ; car, disait-il, lorsqu'on court dans la lice, celui qui arrive le premier au but a le droit d'exiger la récompense.

Malheureusement les hommes qui se livrent à l'abus des spiritueux n'en jugent pas ainsi. L'honneur est à celui qui terrasse tous ses camarades en supportant mieux la boisson. C'est à qui se vantera de boire le plus sans tomber dans l'ivresse, et, le verre en main, ces chevaliers d'un nouveau genre se livrent des combats dans le champ clos du cabaret, sacrifiant à la vanité de sortir triomphants de cette orgie la paix de la famille, leur honneur et leur santé.

Aux yeux de l'homme raisonnable, l'homme ivre est un être descendu plus bas que la brute et qui inspire le plus profond mépris.

Dernièrement un malheureux adonné à l'ivrognerie se suicida par strangulation, et le bon sens populaire l'appela *une bouteille pendue*.

Le vice invétéré de l'ivrognerie atrophie l'esprit, détruit le corps, fait éclore tout ce qui se cache de mauvais au fond de l'âme. Il irrite les passions, les surexcite, suggère les prétextes les plus déraisonnables pour les servir.

Si le vin métamorphose l'indifférence en amour, il change aussi l'amour en jalousie, la jalousie en fureur : d'un homme d'un bon naturel il fait un méchant, parfois, cela s'est vu, un horrible meurtrier ; il donne du fiel au ressentiment, il rend la vanité insupportable, et montre la sottise dans toute sa triste nullité.

L'ivresse détermine quelquefois des phénomènes qui laisseraient croire que celui qui se moque d'un homme ivre offense une personne absente; l'homme ivre est alors *hors de lui-même*, et les motifs de sa conduite ne seraient explicables, ni par son caractère, ni par ses relations ordinaires. Néanmoins, dans presque tous les cas, l'ivrognerie n'engendre pas les défauts, mais les manifeste.

L'ivrogne n'a pas le palais délicat, et son but, comme le dit Montaigne: « c'est l'avaler plus que le goûter. » On ne peut disconvenir que ce vice coûte moins à la conscience que beaucoup d'autres, mais il est stupide, grossier, parce qu'il attaque les facultés de l'âme et enlève au corps sa vigueur. Sous l'influence de l'abus des spiritueux, toutes les facultés de l'homme s'évanouissent, la mémoire se perd, le cerveau et le système nerveux se désorganisent, et bientôt, comme conséquence, arrivent l'hébêtement et la folie. « Comment s'étonner, dit le » docteur L. Cruveiller, qu'un pareil état de choses ait » amené peu-à-peu l'affaiblissement des constitutions, » l'abaissement de la taille et de la vie moyenne, l'aug- » mentation des suicides et des délits? »

Malheureusement l'on ne pense pas assez que la débauche mène à la cruauté; le cœur se dessèche peu-à-peu dans les jouissances égoïstes de la volupté; l'âme et le corps se blasent en même temps. Pour échapper à l'ennui, l'on veut se créer à tout prix des sensations nouvelles et violentes; de la débauche on arrive au crime; les orgies du cabaret engendrent des emportements qui conduisent à la haine, au meurtre ou au suicide.

Il résulte des recherches de M. Everett, ministre des affaires étrangères aux États-Unis, que l'ivrognerie a fait envoyer dans les prisons ou pénitenciers 150,000 personnes; elle a causé en outre 1,000 aliénations mentales, 1,500 assassinats, 2,000 suicides, elle a fait 100,000 veuves et 1,000,000 d'orphelins. En Russie, où le Gouvernement exploite à son profit les distilleries, le nombre de décès dus à l'abus de l'eau-de-vie est, suivant M. Tourgueneff, de 100,000 par an. En Suède, où il n'y a pas 3 millions d'habitants, il se consomme presque 200 millions de litres d'eau-de-vie. D'après Willan, c'est à l'excès des spiritueux consommés à Londres qu'il faut attribuer la moitié des morts subites qui surviennent à l'âge de 20 à 25 ans. Selon le même observateur, la moitié des aliénés, ses compatriotes, seraient redevables de leur dégradation morale à l'ivrognerie. En Allemagne, plus de 50, 000 individus meurent annuellement de *l'alcoolisme*. En France, où l'ivrognerie est moins fréquente, elle produit cependant un assez grand nombre de victimes pour fixer l'attention des philanthropes. M. Villermé a constaté que sur 45,609 morts accidentelles, dans une période de 6 années (1835-41), il y en avait 1,622 causées par l'abus des boissons spiritueuses. Ce chiffre est élevé déjà ; mais de combien n'est-il point dépassé par celui des maladies mortelles que l'ivrognerie engendre, des incapacités de travail qu'elle détermine !

Que l'antiquité payenne ait connu tous les excès, elle qui ne connaissait guères que le culte des sens, il n'y a pas à s'en étonner ; mais pour nous, civilisés par l'Évangile, il est honteux de noyer nos chagrins ou nos remords au fond du verre, et d'y laisser une raison qui doit toujours être présente à notre appel !

Chez l'homme les moindres actions souvent répétées créent des habitudes dont il devient l'esclave. De nos jours, que de jeunes gens n'apprécient plus le bonheur et le charme du foyer domestique où ils ne trouvent que le dégoût et l'ennui ! Combien cherchent dans la fréquentation des cabarets des plaisirs bruyants ! ! Ils passent ainsi une grande partie de la journée, au milieu des cris, des querelles, des chants bachiques. Une mère attend en vain son fils, une épouse son mari, et de pauvres enfants leur père ! Cette désertion du foyer domestique et le peu de soins donné aux affaires de la famille amènent la gêne, la misère, les pleurs, les désaffections, les désespoirs.

Autrefois, l'habitant des campagnes avait des mœurs douces et faciles ; il vivait de laitage et de légumes assaisonnés ; la placidité de son caractère procédait du choix même de ses aliments. Lorsque les mœurs des champs furent remplacées par les habitudes du cabaret, son sang s'enflamma, il devint tapageur, fier, arrogant : le cœur et l'esprit surexcités par les boissons enivrantes, il donna carrière à toutes les fougues du caractère et du tempérament.

Alphonse Karr, ce romancier si spirituellement philosophe, fait ainsi la description du *gloria* dans son livre, *La Famille Alain ;* elle est trop exacte pour que je ne la transcrive pas ici :

« Le café consiste en n'importe quoi qui soit noir et » liquide ; le goût ne fait rien à l'affaire.

» Voici comment on prend un café. On avale la moitié » de la chose appelée café, puis on remplit sa tasse avec » du taffia, de l'eau-de-vie ou du genièvre.

» Le genièvre est quelque chose qui a l'odeur de la » térébenthine. Cela a été inventé pour nettoyer les » meubles ; on a fini par en boire et on en boit beaucoup.

» Ce premier mélange s'appelle *gloria.*

» On vide de rechef la tasse à moitié, et on la remplit » encore d'eau-de-vie ; c'est ce qui forme le *gloria gris*.

» On absorbe le gloria gris presque entièrement, après » quoi on remplit la tasse d'eau-de-vie, et on la vide » sous le nom de *rincette ;* à la rincette succède la » surrincette, qui est suivie du *pousse-café* ; quand le » pousse-café est bu, on dit : « Nous allons boire une » petite goutte d'eau-de-vie ; » et on boit plusieurs » gouttes ! »

L'ivrogne alors sort chancelant du cabaret, les enfants le suivent, on se met aux portes pour le voir et l'écouter ; il blasphème, et les joues les moins pudiques rougissent de ses sales propos. Les jours suivants, ce qu'il a fait, ce qu'il a dit est l'objet de toutes les conversations ; les commérages, les exagérations, les commentaires popularisent ce que de chastes oreilles repoussent toujours.

Arrivé chez lui, il ne souffre pas la moindre résistance : le plus petit geste de la part de sa femme l'impatiente, son silence même le met en fureur. Il pense instinctivement au temps perdu, à l'argent dépensé ; les pleurs d'un enfant lui semblent un reproche, la colère l'étourdit ; et ce n'est qu'après avoir donné le plus douloureux spectacle à sa famille qu'il s'étend pour *ronfler*. Son sommeil lourd, peu réparateur, doit faire place à un réveil plein de regrets et d'angoisses.

Le lendemain il chancelle encore, ses bras se refusent au travail, ses yeux gonflés et ternes laissent des traces non équivoques des orgies de la veille, l'estomac fatigué a des soulèvements continuels, il repousse la moindre alimentation ; la tristesse de la mère, l'air morne et inquiet des enfants, tout concourt au malheur, aux regrets de cet infortuné.

Cet homme continue ses débauches, et la misère arrive dans la famille avec son cortége ordinaire : habitation infecte, querelles dans le ménage, révolte des enfants, abrutissement, besoins incessants et jamais satisfaits, maladies presque toujours incurables, immoralité avec ses résultats, foyer pestilentiel chaque fois qu'une épidémie se déclare, scandale continuel et perte de plusieurs qui étaient nés pour la vertu.

Les familles dont les chefs sont des ivrognes ne trouvent dans leurs enfants que de trop fidèles imitateurs. Les fils fument à quinze ans et boivent le petit verre aussi prestement qu'un caporal en goguette. Les filles, peu surveillées, se trouvent dans une position étrangement périlleuse lorsqu'arrive l'âge des passions. Alors la mère découragée, quand elle ne ferme pas les yeux, reste au moins les bras croisés ; et si, dans cette maison, il existe encore un peu de sentiment d'honneur, les restes du prestige de l'estime domestique disparaissent avec les illusions que donnait une apparente vertu.

Attendons quelques années, et les enfants de la classe ouvrière, sans crainte de père ni de mère, s'attableront dans tous les cabarets, se souciant fort peu du respect filial ; leur grossièreté, leur air tapageur, leur indiscipline étonnante feront trembler ceux qui n'auront pas craint de les diriger dans le vice en leur donnant l'exemple de la débauche. Après cela, est-il surprenant que l'amour du travail disparaisse, que le respect pour les maîtres ne soit plus qu'une histoire d'autrefois, que la pauvreté ait engendré la crapule, et que partout où il y a de la misère, il s'y ajoute encore le dévergondage et par suite la dégénérescence humaine ?

En effet, l'ivrognerie est la principale cause de l'abaissement continu de la santé publique et de l'affaiblissement graduel des constitutions, et c'est par là surtout qu'elle affecte tout le corps social et commande l'attention du pouvoir.

CHAPITRE II.

Causes de l'ivrognerie.

La cause principale de l'ivrognerie est le plaisir matériel de se surexciter ou de se plonger, au moyen de l'ivresse, dans un état qui fait oublier les désagréments de la vie. C'est surtout pour ce dernier motif, indépendamment des causes particulières, que boivent grands et petits, riches et pauvres, jeunes et vieux.

L'exemple, la mauvaise compagnie, sont une seconde cause puissante d'ivrognerie; et il est honteux que tant de malheureux enfants contractent ainsi le goût de boire, surtout de l'eau-de-vie. Quand, dans notre pays, le père, la mère ou les domestiques donnent un verre d'eau-de-vie à des enfants qui marchent à peine, on se met à rire comme si l'on avait fait quelque chose de spirituel et d'heureux!

Le pauvre a recours à l'eau-de-vie pour apaiser sa faim, se rendre propre à travailler, pour oublier un instant sa misère, et ce poison attrayant ne tarde pas à passer en habitude. Le malheureux devient alors une créature corrompue, au physique comme au moral, et retombe à la charge de ses concitoyens et de l'État.

L'administration des contributions indirectes a constaté que la consommation de l'eau-de-vie était d'autant plus considérable que la misère était plus grande.

La question est de savoir si le pauvre journalier qui manque des moyens nécessaires pour se procurer du vin, de la bière ou du cidre, ne peut pas recourir à une gorgée d'eau-de-vie pour se réchauffer, se ranimer, s'égayer un peu, ou du moins étourdir sa faim. A ce sujet voici ce que dit Frank : « Que l'eau-de-vie, telle » qu'on la prépare pour la consommation journalière, » soit, quand on en use avec modération, un moyen non » seulement incapable de nuire, mais encore propre à » échauffer l'estomac et les intestins, à favoriser la » circulation et à restaurer chez les gens du peuple, dans » les pays froids ; chez l'homme de guerre qui passe ses » nuits au bivouac, légèrement vêtu ; chez le pauvre » journalier dont nul spiritueux, aucune épice ne relèvent » la grossière nourriture, et qui n'a, pour étancher sa » soif, qu'une mauvaise eau, que l'excès du travail fait » bientôt ruisseler en sueur sur son dos ; — c'est ce que » nul médecin, instruit des fatigues sous le fardeau » desquelles gémissent les classes ouvrières, ne peut nier, » sans s'exposer à encourir le reproche d'opposition » systématique. » Tout cela est vrai : mais l'excès vient bientôt, et c'est là que le mal commence.

L'oisiveté, le manque d'occupation, le goût de la dissipation, la légèreté de caractère, les chagrins domestiques sont aussi des causes puissantes d'ivrognerie. Plus d'une méchante femme a transformé en ivrogne un homme sobre et ami de ses devoirs. L'un d'eux tenait un jour ce langage : « Les gens du village disent que j'aime » trop à boire, mais où aller quand le diable est chez » moi ? Il n'y a que deux moyens d'oublier une méchante » femme ; se pendre ou se griser ; or personne ne me » blâmera d'aimer mieux m'enivrer que me pendre. »

CHAPITRE III.

Effets de l'ivrognerie sur le caractère et l'intelligence.

Depuis trente années, j'ai observé beaucoup d'épidémies, j'ai été le témoin de bien des misères, j'ai vu des familles dans la désolation, des orphelins sans nombre, pauvres enfants recueillis par la charité publique, par des hommes au cœur généreux usant noblement de leur fortune. J'ai vu des populations en pleurs ou dans les angoisses de la crainte ; mais les épidémies disparaissent et l'espérance arrive avec ses consolations.

Nous avons à combattre un fléau bien autrement terrible que le choléra ! — l'ivrognerie : ce fléau ébranle la société par sa base et devient la cause de la plupart des infortunes, des crimes, des accidents de toute espèce et du paupérisme qui entraîne avec lui un surcroît de charges pour les communes.

Le premier effet des boissons spiritueuses est une impression fort agréable qui égaie le caractère et ouvre l'esprit ; il y a un usage modéré des liqueurs alcooliques qui en fait un assaisonnement de la vie, et dont on ne doit ni ne peut priver l'homme.

Les premiers verres accélèrent la circulation, le visage devient plus ouvert, l'œil brille d'un éclat agréable ; les soucis sont mis de côté, le courage s'accroît, le cœur s'épanouit, la langue se délie, l'intelligence ouvre ses trésors cachés.

« Un peu de vin dans la tête, dit Horace, est une » chose charmante ; le vin dévoile les pensées secrètes,

» il met la possession dans la place de l'espérance, il
» excite la bravoure, il nous décharge du poids de nos
» soucis, et sans étude il nous rend savants. Combien
» de fois la bouteille de son sein fécond n'a-t-elle pas
» versé l'éloquence sur les lèvres du buveur? Combien
» de malheureux n'a-t-elle pas affranchis des liens de la
» pauvreté? »

L'homme dans ce cas ne saurait être blâmé de chercher à oublier un instant les maux auxquels il est condamné.

Si l'on en restait à la peinture d'Horace : d'un homme qui a un peu de vin dans la tête, ce serait charmant, parce qu'on le verrait tel qu'on voudrait toujours le voir. Mais la vapeur légère qui jette la vivacité dans l'esprit devient, par l'abus, une épaisse fumée qui produit la déraison, l'embarras de la langue, le chancellement du corps, l'abrutissement de l'âme. Quand l'excitation est arrivée à ce degré, le sang bouillonne et se porte avec violence vers la tête, le visage devient rouge et prend un aspect farouche, le regard erre à l'aventure, les sens s'émoussent, le caractère se fait susceptible, défiant, irrascible; la joie devient de l'extravagance; le flux désordonné des idées fait place à un véritable délire; ajoutez le sommeil qui vient terminer ce misérable état, parce que peut-être le sang, se portant plus rapidement au cerveau, comprime les nerfs, et suspend la sécrétion du fluide nerveux; je dis *peut-être*, car il est très-difficile d'assigner les causes des changements singuliers qui naissent dans tout l'organisme. Qu'on raidisse sa raison tant qu'on voudra, la moindre dose d'une liqueur enivrante suffit pour la détruire. Nous avons beau philosopher, quelques gouttes d'un breuvage de cette espèce nous rendent insensés. Eh ! comment cela ne serait-il pas ? l'expérience nous prouve si souvent que, dans la vie, l'âme la plus forte, étant de sens froid, n'a que trop à faire pour se tenir sur pied contre sa propre faiblesse !

L'on peut se donner de la gaieté avec les deux doigts de vin de ma *grand'mère,* mais néanmoins une tempérance absolue serait préférable si elle était possible, car la sobriété est la mère de la sagesse et de la santé, comme l'intempérance est celle des vices et des maladies ; pourtant il y a une distinction à faire entre l'homme ivre qui a trop bu et l'ivrogne qui boit trop souvent. Ce dernier est tyrannisé par un vice honteux qui le dégrade et le fait descendre au-dessous de la brute. Noé fut ivre, mais il n'était pas ivrogne ; et Alexandre le Grand était l'un et l'autre, quand il tua Clitus.

L'homme ivre est étourdi, arrogant, querelleur, intraitable. Beaucoup d'individus polis et d'humeur pacifique deviennent grossiers dès qu'ils ont trop bu, et cherchent querelle à propos de rien. Quoiqu'il faille y apporter des restrictions, le proverbe *in vino veritas* est fort juste parce que, je le répète, l'ivresse fait ressortir, en les rendant plus vives, des passions et des pensées que l'on comprimait à jeun.

Chez l'individu livré à la boisson, la force, la santé et la vélocité dans les mouvements vont toujours en baissant, en même temps que s'annonce un amoindrissement moral, par l'incertitude des actions, la difficulté et la lenteur des conceptions, la diffusion des idées, la perte de la mémoire et du jugement, l'irrésolution, la lâcheté et la bassesse. L'homme adonné à la boisson peut être vantard et provocateur; mais, en réalité, il est pusillanime et sans caractère ; il lui manque ce qui fait l'homme : il a perdu l'intelligence ;

il n'a plus de goût que pour la satisfaction de son désir favori ; sans eau-de-vie il est maussade et se sent mal à l'aise.

L'ivrogne se trouve constamment dans un demi-délire ; il est prompt à s'emporter, mais il s'apaise bientôt comme un enfant ; il parle beaucoup et juge sans avoir compris, il s'inquiète de futilités, se croit très-important ; toute contradiction l'irrite et son dépit éclate en actes de brutalité.

Le buveur robuste et dépourvu d'éducation se laisse aller à de grossiers emportements ; il est indifférent au repos d'autrui, de sa propre famille ; dans son humeur querelleuse cet abruti frappe sans retenue et emploie la violence contre ceux qui le contrarient.

La morosité s'observe chez les sujets plus faibles et chez ceux qui ont un peu de culture de l'esprit ; ils ont un continuel mécontentement d'eux-mêmes et des autres ; des vociférations et des querelles interminables existent dans l'intérieur du ménage. La fainéantise leur donne une tendance continuelle à consacrer aux plaisirs des sens le temps dont l'oisiveté fait toujours un lourd fardeau. De là le goût de babiller avec les passants et les amis, la passion du jeu : et quand l'aisance dont on a joui se dissipe, arrivent la taciturnité et la propension à tromper, puis enfin le désespoir et le suicide.

La morosité conduit à la mélancolie, et la brutalité de l'ivrogne dégénère en démence et en manie.

Dans la manie périodique, dont les intervalles lucides durent un mois à six semaines, une irrésistible propension à détruire et à s'emporter pousse alors le malheureux aux actes les plus dépourvus de bon sens. Voici à ce sujet une observation remarquable :

Un ivrogne attaqué de cette maladie poussait des cris terribles, ses traits étaient bouleversés, ses yeux roulaient dans leurs orbites, ses pupilles étaient dilatées, sa tête chaude, sa face rouge, son front baigné de sueurs, ses sens en proie à des hallucinations (1), il voyait sans cesse des flammes et des figures en feu qui se plaçaient devant lui d'un air menaçant, la fureur devint effrayante, le malade croyait toujours voir un bûcher sur lequel on voulait le brûler, et il faisait de continuels efforts pour échapper à ce prétendu danger; il détruisit tout ce qui lui tomba sous les mains et se frappa la tête contre le mur avec assez de force pour y laisser des taches de sang: il mourut d'épuisement.

Il n'y a qu'un pas de l'excitation habituelle des sens à la folie et il n'est pas rare, ainsi que nous l'avons déjà fait remarquer, de voir l'abus des liqueurs alcooliques conduire au suicide; enfin, lorsque l'ivrogne a passé par tous les maux physiques et moraux, il tombe dans la démence qui est la mort absolue de l'esprit. Est-il possible d'imaginer rien de plus triste qu'un homme qui a tué lui-même son esprit, et s'est ravalé au-dessous de la brute? Sa vie n'est-elle pas un effrayant exemple pour tous ceux qui sont en voie de dégrader l'humanité? Il est passé en proverbe qu'on *noie sa raison dans le vin:* jamais proverbe ne fut plus souvent justifié!

CHAPITRE IV.

Effets physiologiques de l'alcool sur les facultés cérébrales.

L'on arrive vite du cabaret à la police correctionnelle ou à la cour d'assises. Les batailles, les meurtres, les

(1) Erreur morbide d'un ou de plusieurs sens.

blessures dérivent naturellement du fond de la bouteille. Les individus qui se rendent coupables de ces méfaits sont ordinairement bons et doux dans leurs relations habituelles ; mais en sortant du cabaret, la crainte de déplaire ou le sentiment des convenances se sont évanouis, le souvenir des vieilles querelles est ravivé, et l'envie contenue à jeun devient de la haine. La raison sortie du logis laisse seule la passion avec ses impertinences.

Dans l'ivresse, l'homme sacrifie amis et ennemis, la discorde arrive dans les meilleurs ménages, et ce vice destructeur, après avoir anéanti la raison, détruit le bonheur domestique et la sécurité de la famille. Il n'est pas rare de voir un homme ivre frapper son voisin en croyant donner un coup de poing sur la table, confondre un personnage avec un autre, prendre un homme pour un spectre sur lequel il se jette. Combien n'est-il pas commun que les gens ivres croient entendre des paroles offensantes, et tombent sur ceux qui leur adressent ces prétendues injures ! Il en est ainsi, parce que les sensations ne sont plus en rapport avec les objets extérieurs, ni les idées avec les sensations ; l'homme n'est plus alors capable de régler ses déterminations, sa raison ne dirige plus ses rapports avec la société, la crainte a disparu et il se livre à toute la fougue de son caractère.

Une noirceur que médite un homme peut également n'arriver à parfaite maturité que par l'influence de l'ivresse ; car, de même que celle-ci exalte les sentiments de bienveillance, de même aussi, dans d'autres occasions, elle donne plus de vivacité à ceux d'égoïsme et de vengeance ; l'alcool prête alors son feu à la lâcheté, et l'homme se ravale ainsi au niveau de la brute pour exécuter quelque chose d'illicite.

Le fourbe, le joueur, l'avare boivent avec circonspection, et la cause s'en devine facilement : le voleur se donne du courage avec le vin ; le scélérat qui veut devenir un meurtrier se rend furieux par l'eau-de-vie. Ils n'exécutent les crimes qu'ils ont médités qu'après avoir étouffé tous sentiments d'honneur. Néanmoins il est très ordinaire que les voleurs, les usuriers, les gens aux projets sinistres, s'abstiennent de liqueurs enivrantes pour mieux cacher leurs desseins et arriver plus sûrement à leur but, qu'ils craignent de manquer en dévoilant leurs pensées ; ils repoussent l'ivresse dans la crainte de commettre une indiscrétion.

Si l'on en croit cette maxime de Larochefoucault : « Il » n'est personne qui n'aimât mieux être entièrement ignoré » que d'être tout-à-fait connu, » l'honnête homme n'a-t-il pas autant d'intérêt à suivre les lois de la sobriété pour conserver sa santé et son honneur qui sont de véritables trésors, que ceux dont je viens de parler pour arriver à un but criminel ?

N'est-ce pas une calamité publique, n'est-ce pas un malheur immense que de voir notre population ouvrière se livrer dans les cabarets à ce vice dégoûtant, qui anéantit tant de belles qualités et qui installe la discorde au milieu de la société et au sein des ménages ?

Des hommes doux et paisibles — je ne saurais trop le répéter — deviennent, sous l'influence de l'alcool, querelleurs, méchants et sanguinaires ; ils entrent au cabaret dans les dispositions les plus pacifiques, ils en sortent furieux pour en venir aux mains ; après avoir tout brisé dans le temple de la discorde et de la ruine, ils reviennent chez eux pour maltraiter leurs femmes et leurs enfants.

Que de condamnations pour des coups donnés dans l'exaltation d'une folle ivresse! et l'imagination reculerait devant le nombre des accidents survenus dans cet état : chutes de cheval, fractures, morts dans la rivière ou sous les roues d'une voiture, etc., etc. Le célèbre jurisconsulte Mathieu Hale disait : « Si l'on fait cinq parts des meurtres, » des assassinats, des vols, des rixes, des adultères, des » viols et de toutes les mauvaises actions, on trouvera » que les quatre cinquièmes ont pour cause les excès » dans les boissons alcooliques. »

Comme je l'ai déjà dit, les ivrognes deviennent fous, épileptiques ou apoplectiques, leurs facultés intellectuelles s'affaiblissent tellement qu'ils sont incapables de toute occupation tant soit peu élevée, et la plupart meurent dans un état d'engourdissement, de stupeur, qui réduit l'homme à la vie toute matérielle de la brute. *Nihil aliud est ebrietas quàm voluntaria insania et brevis furor*, dit Sénèque (*l'ivresse n'est pas autre chose qu'une folie volontaire et une courte fureur*), et comme le dit aussi Plutarque : « L'abus du vin loge avec lui la folie et la » fureur. »

CHAPITRE V.

Influence de l'ivrognerie sur la progéniture.

Les enfants des buveurs portent presque toujours un triste germe de maladies qui les fait périr prématurément, ou ne leur laisse qu'une existence languissante ; la moitié de ces enfants meurent avant l'âge de trois ans, leur constitution est faible, délicate et irritable, ou lourde et languissante ; dans le premier cas, les convulsions les tuent, ou plus tard c'est la phthisie pulmonaire; dans le second, ils tombent dans l'imbécillité, et dans l'un et l'autre ils sont exposés aux scrophules, au rachitisme qui est un développement vicieux du corps, à la folie, à l'idiotisme.

Des médecins prétendent que toutes les maladies produites par l'abus des liqueurs alcooliques sont héréditaires, transmissibles même jusqu'à la troisième génération, et cela peut être probable parce qu'il serait impossible d'assigner d'autres causes à certaines maladies de famille.

Ce qu'il y a d'effrayant dans les suites de ce redoutable penchant, c'est que les enfants issus de parents livrés à l'ivrognerie sont portés à l'immoralité, à la dépravation, à l'abrutissement. A la deuxième génération, ainsi que l'a constaté le docteur Morel, médecin de l'asile de Saint-Yon à Rouen, apparaissent les accès maniaques, la paralysie générale; à la troisième, la lypémanie (1) et les tendances homicides; enfin à la quatrième, l'enfant, stupide ou idiot, n'arrive pas à l'âge adulte, et la race s'éteint!!

Ainsi l'ivrognerie porte à la fois les atteintes les plus graves à la santé physique et morale, à la durée de la vie et à la progéniture.

Les enfants d'un ivrogne meurent presque tous d'atrophie (2), et beaucoup naissent idiots. Friedrich dit à cet égard: « La plupart des enfants engendrés dans l'ivresse » deviennent idiots, parce que leur procréation elle- » même a lieu sans le concours de l'esprit et au milieu

(1) Monomanie avec tristesse.

(2) Amaigrissement continuel.

» d'un état de stupeur animale ; car la génération n'est » pas uniquement un acte matériel, et l'âme y prend une » part active. »

Il a été souvent observé que les enfants d'un père buveur étaient également atteints de ce vice, même lorsque la mort de celui-ci les avait mis dans l'impossibilité de le connaître ; et, pour terminer, si la taille des hommes diminue, si des peuplades d'Indiens ont été détruites par l'eau-de-vie, que ne devons-nous pas craindre de l'abus des boissons spiritueuses dans notre pays pour les ouvriers ! !

Platon privait les enfants, de quelqu'ordre ou condition qu'ils fussent, de boire du vin avant la puberté, et il ne le permettait à l'âge viril que dans les fêtes et les festins ; il le défend aux magistrats avant leur accès aux affaires publiques ; il l'interdit aux gens mariés, dans la crainte que des enfants ne voient le jour avec le germe d'une mauvaise constitution.

» L'homme ivre, dit Amyot, n'engendre rien qui vaille. »

Tout cela est fort à méditer par les chefs de famille : combien peu d'entre eux ont la conscience de la responsabilité morale sous laquelle ils vivent !

CHAPITRE VI.

Maladies des ivrognes.

Quand l'homme s'est laissé aller au goût, puis à la passion de l'eau-de-vie, cette redoutable liqueur ne lâche plus celui qui s'est fait son ami et son esclave ; l'organisme habitué aux boissons spiritueuses ne peut plus s'en passer. C'est un désir perpétuel de boire des liqueurs fortes, désir impérieux contre lequel la raison ne peut rien :

> Des passions, hélas! la trop longue habitude,
> Malgré nous, à la fin, se change en servitude.
>
> L. RACINE.

De là un combat de volontés, une contradiction de principes, un état d'irrésolution qui tyrannisent le cœur et l'esprit, rendent pusillanimes, malheureux par le remords, quelquefois méchants par irritation ou par faiblesse, toujours inutiles à eux-mêmes ou à la société, des hommes naturellement bons, et qui, sans l'ivrognerie, eussent conservé le sentiment religieux, le culte de la famille, l'attachement à tous les devoirs, la soumission aux lois, l'estime des gens de bien, la paix de la conscience.

La soif continuelle qu'éprouvent tous les buveurs ne les pousse pas, comme on devrait le penser, à boire de l'eau fraîche, mais elle les ramène toujours aux liqueurs spiritueuses. C'est seulement lorsque l'organisme est ruiné et la mort imminente que les malheureux demandent de l'eau; mais il est trop tard alors, et l'eau ne saurait les désaltérer. J'ai vu moi-même très-souvent la soif des liqueurs fortes persister jusqu'au dernier souffle de la vie. Des buveurs étendus sur le lit de mort demandent avec instance de l'eau-de-vie, et rendent le dernier soupir en avalant la dernière gorgée.

L'ivresse portée à un haut degré peut tuer instantanément, soit par paralysie, soit par apoplexie. La paralysie du système nerveux, dans laquelle la face est fort pâle, affaissée et cadavéreuse, s'observe chez ceux qui ont pris une grande quantité de liqueurs spiritueuses à la fois, sans être accoutumés à cette boisson. Il arrive souvent alors que l'homme tombe mort tout-à-coup. Maintes fois des ivrognes ont été effrayés (sans se corriger) de voir un des leurs tomber au milieu d'eux pour ne plus se relever. L'apoplexie attaque de préférence, pendant l'ivresse, ceux qui se sont déjà plongés dans cet état et qui sont prédisposés aux congestions cérébrales. Ordinairement la mort est moins prompte; ce n'est guère qu'après avoir eu plusieurs coups de sang que l'ivrogne succombe enfin à une rupture des vaisseaux du cerveau.

Les gens ivres périssent souvent d'une manière accidentelle; ils se blessent et se tuent au milieu des actes auxquels la boisson les pousse. L'ivresse rend un furieux plus furieux encore; il va bravant tout et frappant à tort et à travers jusqu'à ce qu'il soit meurtri, brisé ou blessé, parce qu'il est aussi insensible à la douleur que les aliénés. Les coups de poings reçus dans l'ivresse ne font point de mal, et souvent l'homme ivre ne s'aperçoit qu'il a été battu que le lendemain, en jetant les yeux sur ses traits déformés. Il est également insensible au froid et il périt gelé dans l'hiver, sans en avoir senti l'impression. Les granges servent tous les ans de tombeau à plus d'un ivrogne. En 1840, un jeune homme surpris par le froid, après avoir bu une grande quantité d'eau-de-vie, fut trouvé le lendemain dans un état d'insensibilité telle qu'on le crut mort : il fut transporté chez lui, et à force de soins il revint à la vie. Ses doigts étaient congelés, et pendant son délire, suite de la réaction, il les mordait et les déchirait : c'était horrible à voir !! Il n'eut aucune souvenance de ce qui s'était passé. Je pourrais encore citer d'autres cas, mais celui-ci m'a frappé entre tous à cause des traits hagards du malade, de l'écume qu'il avait à la bouche, et des sons inarticulés qui sortaient de sa gorge comme d'une caverne.

Une longue série de maux graves, qui minent à la fois

le corps et l'âme, sont les suites infaillibles de l'habitude de s'enivrer. Nulle autre cause morbifique n'est si répandue, ni si violente dans ses effets, que l'usage des liqueurs fortes. Un buveur n'est pour ainsi dire jamais bien portant sur la fin de ses jours, et cela d'autant plus que les maladies qui l'affligent guérissent rarement d'une manière complète, en sorte qu'elles se compliquent les unes les autres.

L'homme adonné à la boisson ne sait pas se garantir des injures du temps, de la chaleur, du froid, de l'humidité, etc., ce qui l'expose aux inflammations, aux rhumatismes, à l'apoplexie. Sa constitution affaiblie le rend plus sensible aux influences épidémiques nuisibles. Le choléra, par exemple, sévissait de préférence sur les ivrognes. Il devient sujet à des maladies chroniques, aux fièvres nerveuses, à la phtihsie pulmonaire, aux squirres de l'estomac, à des affections nerveuses lentes, à l'hydropisie, et les fièvres aiguës sont enclines à prendre un caractère nerveux qui cause rapidement la mort, ou traînent en longueur et dégénèrent en maux incurables. C'est leur complication avec l'empoisonnement par l'eau-de-vie qui rend les maladies des buveurs si difficiles à traiter; car alors on a toujours affaire à un sang décomposé et à un système nerveux surexcité.

L'usage prolongé des alcools crispe les tuniques de l'estomac et devient une source de dégénérescences squirreuses qui entraînent insensiblement à la mort, après avoir occasionné d'atroces douleurs.

Chez les ivrognes, le sang subit un changement tout spécial, sa viciation détermine la constitution qu'ils acquièrent et engendre les maladies particulières auxquelles ils sont exposés. Le cerveau est d'abord excité, puis déprimé ; de là découle la série suivante des maladies des buveurs : Irritation de l'estomac et du canal intestinal, pyrosis (1); vomissements, dyspepsie (2); squirre de l'estomac (3); diarrhée, inflammation du foie, fièvre bilieuse, jaunisse, hypocondrie (4); inflammation des poumons, phthisie pulmonaire, asthme, hypertrophie du cœur; maladie des yeux, couperose ; éruptions cutanées, congestion vers la tête, apoplexie; ramollissement des os; obésité (5); hydropysie, ulcères; gangrène, scorbut; tremblement, épilepsie, paralysie; émoussement et hallucinations des sens, maladies mentales.

Chez les buveurs de profession, il y a des hallucinations des sens qui augmentent graduellement d'intensité; ce sont des bourdonnements d'oreilles, le bruit d'une chute d'eau, le roulement du tonnerre, la vue d'étincelles, de mouches voltigeantes et de spectres. Il arrive des fourmillements, l'engourdissement des pieds et des mains; puis le malade croit sentir toutes sortes de petits animaux ramper autour de lui, il se croit enveloppé dans un filet, etc.

A cette folie des sens succède le *delirium tremens*, qui se caractérise par l'insomnie, le délire et des hallucinations d'une espèce toute particulière. Souvent dans cet empoisonnement lent par l'eau-de-vie, il y a des sueurs, un grand affaiblissement des forces et des tremblements dans les membres. Lorsque le malade a déjà des hallucinations de la vue, de l'ouïe, de l'odorat et du toucher, il

(1) Sensation d'un fer chaud dans l'estomac.

(2) Difficulté de digérer.

(3) Chancre au premier degré.

(4) Tristesse, dégoût de la vie.

(5) Embonpoint excessif.

s'imagine sentir les approches de la mort ; il croit sa chambre, son lit, ses habits pleins de mouches, d'oiseaux, de souris, de rats, et fait toute espèce de gesticulations pour éloigner ces animaux.

L'état physique de l'homme atteint de *delirium tremens* est extrêmement remarquable. Toutes les idées inexactes partent des illusions continuelles des sens, et ces illusions sont si complètes, qu'il n'y a qu'un très-petit nombre de cas dans lesquels le malade ait la conviction de leur défaut de réalité. Il voit des soldats, des meurtriers, des démons, des voleurs qui pénètrent chez lui, des personnes absentes avec lesquelles il entretient conversation, etc., etc. Il aperçoit des gobelets qu'il porte à la bouche avec avidité ; il demande souvent de l'eau-de-vie, mais avale comme telle tout ce qu'on lui présente, pourvu que le vase ait la forme d'un verre à liqueur, et que ce liquide ne s'éloigne pas trop de l'eau-de-vie par sa couleur. Le regard est plutôt effaré que doux, l'œil a un éclat spécial. Dans la convalescence, le tremblement existe à un haut degré, de sorte que le malade ne peut porter un verre à la bouche.

Le *delirium tremens* revêt quelquefois une autre forme : le malade est capricieux, indisciplinable, la tête est chaude, les yeux lancent des éclairs et sont fréquemment rouges. Dans quelques cas, des convulsions épileptiques surviennent, le malheureux devient furieux et souvent la vie se termine par une apoplexie.

Quelques médecins ont observé qu'après la disparition de ces symptômes de l'empoisonnement chronique par l'eau-de-vie, le ventre se tuméfie soudainement à un point énorme et devient dur comme un tambour ; il survient alors une anxiété et une oppression considérables. Les malades ressentent dans la région de l'estomac une douleur affreuse semblable à celle que produiraient des charbons ardents. Cette douleur se répand dans toutes les directions et fait pousser des cris perçants. Les membres inférieurs sont convulsionnés, deviennent raides ; les spasmes se propagent aux membres supérieurs, à la poitrine, à la face ; le malade perd connaissance, ses traits se décomposent, son visage prend une couleur cadavéreuse, sa peau est froide et visqueuse. Cet état peut durer un quart d'heure, et alors le corps s'affaisse et reprend sa mollesse ordinaire, la connaissance revient, et une froide et abondante sueur s'établit. Après un temps indéterminé les accès reviennent, et ainsi de suite jusqu'au terme fatal.

Ce n'est pas tout encore—le tableau n'est pas complet—: il est un genre de mort horrible dont c'est le cas ici de dire un mot. On a compris que je veux parler de la combustion spontanée. Si la mort dans le feu est affreuse, n'est-elle pas cent fois plus épouvantable encore quand la flamme sort, comme d'un volcan, de l'intérieur même du corps, qu'elle réduit en charbon, *sans que rien puisse l'éteindre?* La combustion spontanée a lieu d'une manière presque exclusive chez les buveurs, ceux d'eau-de-vie surtout ; elle est souvent générale, et elle consume constamment le tronc et les viscères. Ce qu'il y a de remarquable, c'est que la flamme respecte les matières combustibles qui entourent la victime, et qu'il n'est pas nécessaire de la présence du feu dans le voisinage pour qu'elle s'établisse. Cet incendie ne peut être éteint par l'eau; il se déclare plus souvent en hiver qu'en été, et il consume le corps dans l'espace de quelques minutes.

L'on a vu des personnes, qui avaient bu en très-peu de temps une grande quantité d'eau-de-vie, être prises à la gorge par une flamme flamboyante. Mais ces cas pourraient bien ne pas être rapportés à la combustion spontanée, et il se serait alors tout simplement agi de vapeurs alcooliques montant de l'estomac ayant accidentellement pris feu à l'approche d'un corps enflammé. Il n'en est pas moins vrai, d'après des écrivains dignes de confiance, que des personnes qui avaient bu d'énormes quantités d'eau-de-vie rendaient par la bouche, peu avant leur mort, des flammes bleues, qui duraient encore quelque temps après l'extinction de la vie.

Je ne puis trop souvent répéter que chez toutes les personnes accoutumées à boire de l'eau-de-vie, les mouvements musculaires ont perdu leur énergie et leur assurance; que le buveur tremble comme un vieillard épuisé par l'âge, et qu'il ne peut plus porter à la bouche le poison qui le tue; que les convulsions qui prennent la forme de l'épilepsie surviennent, et que cette maladie est presque toujours incurable; que l'on voit aussi, à des degrés différents, des paralysies de quelques membres qui commencent ordinairement par des engourdissements dans les pieds et les mains.

CHAPITRE VII.

Secours à donner aux personnes en état d'ivresse.

Maintenant il serait bon, je crois, d'indiquer quelques moyens pour sauver des personnes ivre-mortes; car il ne se passe pas d'année où l'eau-de-vie ne fasse des victimes, et il est malheureusement vrai que l'ivresse n'inspirant aucune pitié on laisse au temps, par une fatale négligence, le soin de guérir cette passagère maladie.

Vous rencontrez quelquefois sur votre chemin des ivrognes terrassés par leurs excès, des hommes pris de ce sommeil de plomb que donnent les boissons alcooliques et ronflant ignominieusement dans la boue.

Si les gens sont couchés sur le dos, de grâce arrêtez-vous, car un malheureux ivrogne laissé dans une pareille situation peut mourir instantanément.

En effet, non seulement l'ivresse agit sur le cerveau, mais elle agit aussi sur l'estomac; elle amène des nausées, des vomissements. Or, les muscles de la gorge d'un ivrogne ne sont pas plus énergiques que les muscles de ses bras, de ses jambes, de tout le reste de son corps. Si le malheureux reste couché sur le dos, les aliments, ramenés par la régurgitation, n'arrivent dans sa bouche qu'en petite proportion, le reste séjourne dans l'espèce d'entonnoir qui forme le gosier. Dans cet entonnoir est l'ouverture du conduit aérien, ouverture qui se trouve hermétiquement bouchée par la présence des aliments dont nous parlons! et quand le conduit aérien est bouché, il y a bien vite étouffement, asphyxie.—*De grâce, arrêtez-vous.—Pour un ivrogne?* Oui, car cet ignoble buveur, cet homme terrassé par la boisson est fait comme vous, à l'image de Dieu, et la religion vous apprend qu'il est votre frère; secourez-le et sauvez-le.

Les meilleurs préceptes gagnent toujours à être justifiés par des faits, et à cette occasion je raconterai une anecdote. — En 1831, pendant l'hiver, je fis un voyage à Au......, chef-lieu de canton sur les confins du Pas-de-Calais. Je m'informai, comme on le fait toujours, s'il n'y avait rien de nouveau. Il me fut alors raconté que la veille M. P....., que j'avais connu particulièrement, était mort après d'abondantes libations; il était tellement brûlé, continua le narrateur, que les personnes chargées de sa dernière toilette virent la fumée sortir de sa bouche. C'était tout simplement une respiration insensible, et cet homme—j'en suis convaincu—fut enseveli vivant!!!

Le vinaigre est un excellent remède contre l'empoisonnement par l'alcool; et ce que l'on peut faire de mieux est d'en donner étendu d'eau, en même temps que l'on emploie les fomentations et les affusions froides sur la tête; on pourrait ajouter des lavements, qui ne sont jamais à dédaigner en cette circonstance; un lavement avec le vinaigre et le sel est d'une utilité inappréciable, même dans l'ivresse portée jusqu'à la mort apparente, quoique dans ce cas un vomitif soit presque toujours le seul moyen de salut.

Les paysans emploient habituellement une demi-cuillerée de sel commun dans une tasse de café. On fait prendre avec succès, dans l'alcoolisme porté à un haut degré, un lavement avec deux cuillerées de sel de cuisine dans 580 grammes d'eau. Ce lavement produit une puissante révulsion et des évacuations alvines qui soulagent immédiatement.

Le café pur est un précieux antidote contre l'ivresse, et il convient employé de concert avec les moyens indiqués plus haut. L'acétate d'ammoniaque, à la dose de 20 à 30 gouttes dans un verre d'eau, est aussi un moyen très-efficace.

Lorsqu'en buvant, ou après avoir bu, une transpiration abondante s'établit, l'ivresse arrive difficilement; c'est pour cela que les spiritueux sont mieux supportés en été qu'en hiver, et qu'il est imprudent de s'exposer à une température froide dans un état d'ivresse.

Un refroidissement soudain peut devenir mortel en pareil cas ; de là vient que tant de gens périssent dans les rues, et que cet accident est plus commun pendant l'hiver qu'en été. Quand on trouve un homme ivre dans la rue, il faut le porter immédiatement dans une chambre modérément chauffée, le mettre sur un fauteuil de manière qu'il ait la tête très-élevée. On le débarrasse des vêtements qui recouvrent le col et la poitrine, puis on emploie les moyens indiqués.

Quand l'ivresse a été calmée par le sommeil, une promenade au grand air suffit quelquefois pour dissiper l'engourdissement qu'on éprouve dans la tête, et il n'est pas de plus misérable sophisme populaire que de dire qu'il faut *brûler le poil de la bête* : il a été inventé à coup sûr par un empirique de cabaret. Si ce buveur croit que le meilleur moyen consiste à boire de nouveau, dès le matin, la même liqueur alcoolique qui l'avait enivré la veille au soir, il agit tout à fait en sens inverse de ce que prescrit la nature, et se conduit de manière à ne jamais sortir de l'ornière : c'est prendre la route qui mène à devenir un buveur de profession.

Quand le dégoût a disparu, il ne faut rien manger avant que l'appétit ne se fasse sentir, parce que l'estomac n'est pas encore revenu à l'état de calme. La boisson qui lui convient le mieux est l'eau acidulée avec du jus de citron ou du vin aigrelet.

CHAPITRE VIII.

Conseils à l'ivrogne par l'indication des moyens convenables pour se corriger.

L'homme habitué à boire doit-il renoncer tout à coup aux liqueurs spiritueuses, ou s'en désaccoutumer peu à peu? C'est une question qui a été diversement résolue. Les uns pensent qu'il faut supprimer entièrement les liqueurs alcooliques, si l'on veut que le sujet guérisse d'une manière durable. En effet, il ne faut point capituler, car un verre engage à en boire un deuxième, et le second un troisième, etc., jusqu'au moment où toutes les résolutions sont mises en oubli : l'habitude exerce un empire immense sur les hommes. On rapporte l'histoire d'un individu qui ne pouvait passer devant un cabaret sans y entrer pour boire, et qui, lorsqu'il était parvenu par un puissant effort de volonté à s'éloigner, revenait sur ses pas et se récompensait de son courage par une copieuse libation.

D'autres ont conseillé de diminuer petit à petit la dose de liquide ingérée chaque jour, et dans cette intention de faire tomber dans son verre une goutte de cire à cacheter qui en retrécit insensiblement la capacité : en agissant ainsi, le goût des liqueurs fortes diminue insensiblement.

Un homme plongé dans l'ivrognerie disait à un magistrat, qui le sermonnait à ce sujet, qu'il ne demandait pas mieux que de se corriger. Le magistrat s'informe de la quantité qu'il buvait chaque jour, et ayant appris que c'était un litre, il lui conseille de se réduire successivement à la moitié, au quart, au huitième et au seizième. L'esclave de l'habitude, trouvant le conseil bon, entre le lendemain dans un cabaret et demande un quart de litre d'eau-de-vie, puis un huitième, un seizième, un trente-deuxième, et de cette manière suivit à la lettre l'avis qui lui avait été donné.

Un commis-voyageur s'y prit beaucoup mieux : il remplit une bouteille d'excellent genièvre, et après avoir pris la dose accoutumée, le lendemain matin il y substitua de l'eau ; il continua ainsi tous les matins, jusqu'à ce que le mélange eût perdu toute sa force et acquis une saveur désagréable ;

la boisson cessa de lui plaire, il y renonça et fut guéri de sa pernicieuse habitude.

Pour se déshabituer de boire de l'eau-de-vie, lorsque cela est devenu un besoin physique, on pourrait lui substituer de la bière, du vin ou du café sans aucun mélange; car une privation absolue porterait une profonde atteinte à l'économie physique et morale chez l'homme habituellement surexcité. Il en résulterait un état de faiblesse indirecte des organes, une sorte de mélancolie lypémanique (1), un état d'imbécillité ou dégoût de la vie. Quant à celui qui est trop pauvre pour pouvoir se procurer ces remplacements de l'eau-de-vie, je n'ai d'autre conseil à lui donner que d'y renoncer sans compensation, et de manger au lieu de boire, car l'eau-de-vie fait perdre le goût du manger.

L'expérience constate que les meilleurs moralistes ne corrigent point le buveur. Ce n'est que dans la convalescence d'une maladie grave qu'on peut lui faire entrevoir l'abîme auquel il a échappé, et qui l'engloutira infailliblement s'il ne se débarrasse pas dès à présent de son funeste vice. Sous le point de vue moral, il faut arracher l'ivrogne à l'oisiveté, à l'inoccupation, qui ne sont pas seulement en eux-mêmes le plus grand des malheurs, mais qui conduisent encore à tous les autres maux physiques et moraux. Quand l'homme a travaillé pendant toute la journée, le pain lui semble plein de saveur, et le soir, quand il voit ce qu'il a fait, un repos doux et tranquille répare ses forces pour le lendemain.

Que celui qui, avec une intelligence plus élevée, rend des services d'une toute autre nature à ses semblables, n'aille pas se délasser dans des réunions dont les unes ne

---

(1) Folie avec tristesse.

connaissent point les liens de la fidélité, et dont les autres, personnification de l'ennui, ne laissent à l'homme, qui sent vivement, d'autre ressource que le jeu et la boisson.

Chez l'ivrogne, il y a maladie morale et physique, et alors la volonté est tellement paralysée qu'il lui est impossible de maîtriser ses passions. Nul moyen physique ou moral ne peut rien produire, et toute tentative de curation échoue ordinairement. Le buveur achève de se pervertir; le débauché dégradé d'esprit, perdu d'honneur, saisit la bouteille qui lui fait oublier les infamies de son existence. Que les hommes aient donc soin qu'aucun de leurs penchants animaux ne se rendent maîtres d'eux; qu'ils portent haut et ferme l'étendard de la religion et le sentiment du devoir social, seul remède véritablement efficace contre le vice; et qu'ils n'oublient pas que les meilleurs préceptes pour la santé de l'âme et du corps se trouvent dans le Code dicté par Dieu à Moïse. Il faut qu'un chrétien puisse toujours regarder le Ciel en face, et ne point rougir de honte devant ses semblables!

CHAPITRE IX.

Guerre à l'ivrognerie!

Voilà des effets déplorables auxquels il est temps de mettre un terme. Il faut faire une bonne et franche déclaration de guerre à ce fléau destructeur; autrement il continuera son action d'abrutissement et de désordre sur la partie la plus saine et la plus utile de nos populations.

Détruisons cette cause de paupérisme, de crimes et de maladies; nous verrons alors se rétablir dans les familles l'harmonie, l'aisance et le bonheur : les populations des villes et des campagnes redeviendront ce qu'elles étaient autrefois, calmes, tranquilles, se livrant aux joies pures, aux délices du bonheur domestique ; elles seront sauvées.

« Si le peuple raisonnait, a dit Tissot, il serait facile » de le désabuser ; mais ceux qui le connaissent doivent » raisonner pour lui. » Tâchons donc de le tirer de l'abîme où il se plonge, et nous serons heureux d'avoir jeté notre pierre à l'ennemi le plus abject, le plus redoutable et le plus obstiné de la civilisation.

On a considérablement diminué la mendicité, on a détruit le vagabondage ; n'est-il pas temps—je le demande aux vrais amis de l'humanité, aux hommes sensés et éclairés, aux Gouvernements—n'est-il pas temps de s'occuper de l'ivrognerie, qu'on abandonne à elle-même et dont les progrès sont effrayants ?....... Voyez l'état des impôts et revenus indirects inséré au *Moniteur* du 15 octobre 1861, et vous y lirez avec douleur que les neuf premiers mois de l'année 1860 ont *gagné* 14,424,000 sur les boissons ! Triste gain !

« Non seulement on n'a rien fait pour combattre l'ivrognerie, mais encore elle a été favorisée par les gouvernements. Il s'est trouvé des États qui, n'ayant envisagé » que les profits du fisc, ont fait de la distillation des eaux-de-vie un monopole, comme on le faisait naguère en » France des maisons de jeu, de la loterie, etc., et comme » on le fait encore du tabac, plante narcotique dont l'abus » est aussi devenu une cause générale d'abrutissement et » de maladies. Gustave III établit, en 1783, le privilége » de la vente des eaux-de-vie dans toute la Suède. On eut » des cabarets dans chaque village, dans chaque hameau, » et l'ivrognerie augmenta à tel point, que la multiplicité des accidents et la mortalité extraordinaire firent » renoncer à cette branche immorale de revenu.

» Plusieurs actes du gouvernement ont aussi, en France, » favorisé l'abus du vin et de l'eau-de-vie. Louis XII avait, » en 1514, accordé à la Communauté des Vinaigriers la » permission de distiller les eaux-de-vie, et dès 1678, » au lieu d'être réservées, comme autrefois aux apothi- » caires, on les vendait publiquement dans les rues. On » établit des marchands de vin au pot, et bientôt on sé- » para les marchands en détail des hôteliers et des ca- » baretiers. L'habitude de l'usage des boissons fermen- » tées avait déjà trop d'empire pour en arrêter l'abus. » Pas une affaire terminée, pas un sujet de joie sans » qu'on se livrât à des excès. Les distributions de vin à » la fête des rois et dans d'autres réjouissances publiques, » dont on voyait encore le scandale sous le premier empire » et pendant la restauration, datent, comme on le voit, » d'assez loin. Aujourd'hui même, le défaut de moyens » efficaces de prévention et de répression n'est-il pas un » déplorable encouragement? L'indifférence ou la cupidité » des gouvernants, un intérêt mal entendu, ou l'étroit » égoïsme de l'administration, amènent souvent dans la so- » ciété des vices contre lesquels on est ensuite obligé de » sévir, et que l'on parvient difficilement à détruire. Pour » obtenir des améliorations sociales, une force gouverne- » mentale et une prospérité réelles et durables, il faut que » la morale et les lois puissent marcher de front.

» Des mesures plus ou moins sévères ont été prises à » diverses époques pour diminuer le funeste abus des bois- » sons alcooliques. François Ier fit publier, en 1536, des » édits contre les ivrognes : tout homme convaincu de » s'être enivré était condamné, pour la première fois, à » subir la prison au pain et à l'eau; pour la deuxième fois, » à être fouetté; pour la troisième fois, dit la loi, il le sera

» publiquement, et en cas de récidive il sera banni, avec » amputation des oreilles. Charles IX eut la folie de faire » arracher les vignes. Henri III voulut seulement qu'on » ne les favorisât point aux dépens de la culture du » froment. Louis XIV fut encore dans la nécessité de re- » courir à des voies de rigueur contre les gens attachés à » la Cour et qui s'adonnaient à l'abus du vin; car, à cette » époque, la classe aisée s'abaissait souvent et se faisait » même un jeu des excès. L'histoire de Chaulieu, recevant » des remontrances de Boileau sur son goût pour le vin, » et entraînant son moraliste chez le marchand de vin » Trenet pour l'enivrer, nous montre assez quelles étaient » sous ce rapport, comme sous tant d'autres, les mœurs » du grand siècle. » (1)

Les gouvernements modernes, ou sont restés indifférents, ou ont employé des moyens préventifs ou répressifs presque toujours insuffisants contre l'ivrognerie. En Angleterre, où ce vice est la source de tant de désordres, la loi en fait un délit qui est puni de 40 shellings d'amende ou de quelques jours de prison, au choix du magistrat. Mais la police n'arrête dans les rues les individus ivres qu'autant qu'ils commettent quelque désordre ou qu'ils paraissent entièrement privés de leur raison ou en un état d'asphyxie alcoolique. A Rome, tout individu rencontré ivre sur la voie publique est immédiatement mis en prison. En Italie, en Espagne, en Portugal, et en général dans le Midi, où l'on est généralement sobre, on a eu rarement besoin

---

(1) *Des moyens d'améliorer la classe ouvrière, au point de vue physique et moral, surtout dans les grands centres industriels*, par M. Cazin, médecin. — Mémoire couronné en 1852 par la Société académique de St.-Quentin.

de ces moyens répressifs. En France — chose à peine croyable ! — le Code pénal ne mentionne même plus l'ivrognerie, qu'on ose quelquefois même invoquer comme une circonstance atténuante.

Les moyens à employer, selon nous, pour arriver à l'extinction du fléau qui nous occupe sont : 1° le développement des ressources morales et intellectuelles; 2° la vie à bon marché; 3° les sociétés de tempérance; 4° les associations de bienfaisance; 5° l'établissement de succursales de caisses d'épargne dans tous les chefs-lieux de canton; 6° la répression légale.

1° *Le développement des ressources morales et intellectuelles.* — Il faut ouvrir une large voie de perfectibilité à tous les hommes, leur fournir les moyens de s'avancer dans la carrière qui convient à chacun. Une instruction généralement répandue, une éducation morale et religieuse, c'est la base de toute prospérité : sans elle il est impossible de faire arriver la classe ouvrière à une amélioration réelle et durable. Ajoutez à ces avantages initiaux les ressources non interrompues d'une libre industrie, l'habitude du travail. « Dieu a voulu, dit encore M. » Cazin (1), que la pauvreté fût combattue par le travail : » exciter le travail, répandre l'industrie, améliorer physiquement et moralement le sort de l'ouvrier, encourager » l'agriculture et l'industrie, c'est chasser la misère et les » fléaux qu'elle enfante. Ainsi, celui qui est en état de » travailler, et qui ne manque pas de travail, ne doit pas » obtenir de secours; celui qui manque de pain et qui » demande du travail, doit trouver l'un ou l'autre..... Les » bras de l'ouvrier sont son unique propriété; il n'y en a

(1) Mémoire cité.

» pas qui porte un caractère plus sacré puisque sa vie en » dépend...... De beaux discours sur l'économie sont dé- » placés dans le réduit obscur de la misère, et ne donnent » point de pain au pauvre ouvrier qui meurt de faim ; » mais de bons conseils portent quelquefois l'homme qui » gagne à ne pas dévorer en un seul jour au cabaret ce qui » peut suffire à une semaine, à mettre à la Caisse d'épar- » gne et à celle des Secours mutuels ce qu'il peut écono- » miser........ Trente centimes épargnés chaque jour et » placés à la Caisse d'épargne, au lieu de les perdre dans » l'eau-de-vie, produisent au bout d'un an 72 fr. 50 c., au » bout de huit 935 fr. 50 c. *Un peu, plusieurs fois répété,* » *fait beaucoup*, dit Franklin. »

Voilà ce qui s'appelle de la morale pratique. L'influence de l'exemple, le contact continuel avec des hommes voués au bien public et s'intéressant cordialement au sort des malheureux, voilà encore un correctif puissant! Ces hommes auront pour mission d'effrayer les uns par le tableau des crimes, de la misère et des infirmités causées par ce vice ; de représenter aux autres le dégoût qu'ils inspirent ; de répéter à un père et à une mère qui conservent encore quelque affection pour leur famille, qu'on voit souvent les enfants nés de parents ivrognes tomber dans un état de langueur, dans la folie ou même devenir épileptiques, indépendamment de l'hérédité bien constatée de l'ivrognerie elle-même.

Depuis que le père Mathieu a parcouru l'Irlande en missionnaire, le débit du wiskey et le nombre des crimes ont diminué dans une grande proportion. En 1840, ce pays avait consommé 8,311,634 gallons de wiskey ; en 1841, la consommation s'est réduite de 2,400,000 gallons, et cette réduction a été encore plus considérable en 1842.

Le nombre des meurtres a, d'une année à l'autre, diminué de moitié. L'influence morale et religieuse est ici d'une évidence qui console l'humanité et devrait encourager les hommes de bien à imiter le vénérable apôtre de la tempérance.

2° *La vie à bon marché.*— Ainsi que nous l'avons déjà fait remarquer, la consommation de l'eau-de-vie est toujours en raison directe de la misère. La vie rude et pénible de certains ouvriers, dont l'alimentation est insuffisante, porte évidemment au besoin de stimulation au moyen de boissons spiritueuses.

La cherté du pain dans certaines années, celle de la viande dans tous les temps, forcent souvent l'ouvrier à se nourrir presque exclusivement de pommes de terre : et encore ce précieux tubercule, lui-même d'un prix proportionné à celui du blé, est-il sur le point de lui manquer si on n'emploie les moyens de guérir la maladie dont il est plus ou moins atteint chaque année, et qui paraît tenir à de mauvais traitements répétés depuis longtemps et qui ont amené sa dégénérescence. Le pauvre manquant de nourriture substantielle, cherche donc dans les stimulants alcooliques le moyen de relever ses forces.

La question des subsistances, relativement à la classe ouvrière, est très-ardue. Tous les efforts des institutions de bienfaisance, de l'autorité administrative et des capitalistes placés à la tête de l'industrie, doivent avoir pour but de proportionner le prix des subsistances aux taux des salaires ou d'augmenter les salaires quand le prix des subsistances est trop élevé. C'est surtout pour ce qui concerne la viande de boucherie, qu'il est de toute nécessité d'employer des moyens qui puissent en rendre l'usage plus facile pour l'homme qui, épuisant ses forces par le travail, ne peut les réparer que par une nourriture animale suffisante. En général, nos ouvriers sont peu nourris, manquent d'énergie musculaire, s'affaiblissent, s'adonnent à l'abus des spiritueux et succombent sous le poids d'une vieillesse anticipée.

Les progrès de l'agriculture, en propageant les prairies artificielles, en faisant disparaître peu à peu les jachères, mettront les cultivateurs à même de nourrir plus de bestiaux et de fournir par conséquent plus abondamment nos boucheries. Mais il restera la nécessité de s'opposer au monopole des boucheries, soit en fixant le maximum du prix de la viande, d'après le prix des bestiaux (ce qui n'est pas facile), soit (ce qui vaut mieux), en établissant des boucheries par actions. On pourrait aussi avoir un boucher qui pût s'engager à fournir la viande aux ouvriers à un prix réduit, de manière à lui assurer, par un grand débit, un gain suffisant.

L'octroi augmente considérablement les objets de première nécessité. La plus forte consommation d'une ville, en effet, a lieu par les gens les plus pauvres. La majeure partie des taxes retombe donc de tout son poids sur la classe nécessiteuse. Il faudrait pour ce droit avoir des échelles graduées sur la qualité des produits; que l'on taxât à toute force les objets de luxe, les vins fins, les substances alimentaires recherchées, les mille et une choses à l'usage exclusif des gens riches et sensuels; mais que la viande, les légumes, la chandelle commune, la piquette du pauvre, fussent très-faiblement taxés. Le convalescent pauvre croit réparer ses forces par le vin frelaté que l'impôt indirect et le marchand falsificateur lui font payer fort cher; tandis que le riche se procure en gros un vin excellent et à bon marché. Il y a insensibilité, imprévoyance pour le sort des pauvres quand l'impôt l'atteint dans ses faibles moyens d'existence.

3° *Les Sociétés de tempérance.* — Les sociétés de tempérance ont pour but d'arrêter ou prévenir l'abus des spiritueux. Ces sociétés, que des hommes, pour qui toute innovation est un crime de lèze-habitude, n'ont pas craint de ridiculiser, ne sont pas nouvelles. Dès le 14e siècle, il existait plusieurs de ces sociétés en Allemagne, notamment à Mayence. Dans les 15e et 16e siècles, à l'introduction d'une meilleure discipline parmi les troupes, l'ivrognerie diminua et fut même anéantie dans la haute classe de la société, par des réunions de chevaliers formées à ce dessein. En 1517, par exemple, Sigismond Dietrichstein établit une Société de Saint-Christophe, dont le but était d'empêcher de trinquer et de chercher à enivrer ses compagnons. Une autre Société de tempérance fut formée en 1600 par Maurice, duc de Hesse, et une troisième, sous le nom de *l'anneau d'or*, par Frédéric, comte palatin.

La première société moderne de tempérance fut établie à Boston en 1826, et en 1835 on en comptait aux États-Unis plus de 8,000 formant un total de 1,500,000 membres. Ces associations eurent d'excellents résultats ; plus de 1,000 distilleries se fermèrent volontairement et plus de 8,000 marchands renoncèrent à la vente des liqueurs alcooliques. Puisse un tel dévouement être imité et se propager surtout dans les contrées du nord de la France !

4° *Les associations de bienfaisance.*—Parmi les associations, les sociétés de secours mutuels ont le plus puissamment contribué à l'amélioration physique et morale de la population ouvrière. Le retour à l'esprit d'ordre, à la tempérance et au bien-être s'est fait remarquer chez les ouvriers abonnés aux caisses de secours mutuels. Un article de celle de Boulogne-sur-mer, dont l'ensemble peut servir de modèle à toutes celles du même genre, dit que tout sociétaire qui *se livre à l'ivrognerie* ou *qui ébranle l'ordre public* sera rayé.

Malheureusement les associations de bienfaisance ne sont établies que dans les villes, et celles-ci n'offrent pas toutes les mêmes ressources et ne sont pas placées, par rapport aux ouvriers, dans les mêmes conditions : l'une ayant des usines ou des manufactures spéciales, occupe un grand nombre d'ouvriers employés aux mêmes travaux ; très-prospère dans un temps, elle peut être frappée soudainement par une crise commerciale et tomber dans la détresse ;—l'autre, n'ayant que des ouvriers disséminés dans tous les quartiers, occupés à des travaux divers, formant isolément de nombreux corps de métiers, offre moins de ressources, mais se soutient, présente plus de stabilité pour l'association mutuelle, organisée, il est vrai, sur une plus petite échelle, et produisant, néanmoins, des résultats satisfaisants.

5° *La répression.* — Nous ne parlerons pas des caisses d'épargne, parce que ce sujet rentre mutuellement dans celui qui vient d'être traité, et nous arrivons immédiatement à la répression.

Pour la répression, il faudrait : 1° défendre à tout débitant de spiritueux de recevoir des personnes ivres ; 2° le condamner à une forte amende dans le cas où une rixe aurait lieu dans son établissement entre des gens en état d'ivresse, soit entre eux, soit avec d'autres qui ne le seraient pas ; 3° exiger que tout débitant de boissons ferme sa porte et ne donne à boire à personne après dix heures précises du soir dans les grandes villes, et à neuf heures dans les petites villes, les bourgs et les villages ; 4° empêcher le commerce des boissons chez tout débitant, lorsqu'à deux reprises différentes il aurait été convaincu de donner à boire à des gens ivres ; 5° condamner à une peine correctionnelle tout individu encombrant la voie publique et produisant le trouble par son état d'ivresse.

L'ivresse doit être punie dès qu'elle a conduit à troubler l'ordre, à commettre des violences, etc., ou qu'elle est devenue un spectacle public ; autrement on pourrait commettre trop de bévues, d'arbitraire ou d'injustice.

Quiconque a l'habitude de boire doit être considéré comme un homme qui ne veut point avoir sa raison, et qui ordinairement aussi en est dépourvu. En conséquence, il faut que cet homme soit placé sous la surveillance spéciale de la police ; qu'à l'instar d'un mineur il ne puisse ni garder sa fortune, ni contracter d'engagements valables, ni témoigner devant les tribunaux, ni jouir du droit de voter dans les assemblées publiques, ni revêtir aucune charge de l'Etat ; car, non content de détruire son esprit et la société, il porte atteinte aussi à sa fortune et réduit sa famille à la mendicité !

L'Etat a le droit d'agir ainsi, et c'est même son devoir de le faire, dans l'intérêt de la dignité nationale, de la sûreté générale, de la santé publique et de l'humanité.

C'est dans les cabarets que se fait l'éducation des ivrognes, les hommes qui s'y rendent n'ont point à se gêner pour boire, débiter des sottises et se battre en manière de passe-temps, et je regarde ces débits d'eaux-de-vie comme des établissements qui contribuent de plus en plus à propager l'ivrognerie chez le peuple et à le corrompre moralement. Il faudrait donc diminuer autant que possible les repaires, dans lesquels le peuple s'inocule le goût de la boisson, et avec lui une foule de maladies et de vices.

FIN.

www.ingramcontent.com/pod-product-compliance
Ingram Content Group UK Ltd.
Pitfield, Milton Keynes, MK11 3LW, UK
UKHW020956220726
13924UKWH00002B/734